DIETA PALEO

Desafio Dieta Paleo De 30 Dias Para Permanecer
Em Forma E Transformar-se

(Dieta Paleo, A Ajuda Para Perder Peso E O Guia
Rápido E Fácil Para Iniciantes)

Kai Dias

Traduzido por Daniel Heath

Kai Dias

Dieta Paleo: Desafio Dieta Paleo De 30 Dias Para Permanecer Em Forma E Transformar-se (Dieta Paleo, A Ajuda Para Perder Peso E O Guia Rápido E Fácil Para Iniciantes)

ISBN 978-1-989837-84-9

Termos e Condições

todos os direitos autorais não detidos pelo editor.

Aviso Legal:

Este livro é protegido por direitos autorais. Ele é designado exclusivamente para uso pessoal. Você não pode alterar, distribuir, vender, usar, citar ou parafrasear qualquer parte ou o conteúdo deste ebook sem o consentimento do autor ou proprietário dos direitos autorais. Ações legais poderão ser tomadas caso isso seja violado.

Termos de Responsabilidade:

Observe também que as informações contidas neste documento são apenas para fins educacionais e de entretenimento. Todo esforço foi feito para fornecer informações completas precisas, atualizadas e confiáveis. Nenhuma garantia de qualquer tipo é expressa ou mesmo implícita. Os leitores reconhecem que o autor não está envolvido na prestação de aconselhamento jurídico, financeiro, médico ou profissional.

Ao ler este documento, o leitor concorda que sob nenhuma circunstância somos

Índice

Parte 1

Introdução

A dieta Paleo não é apenas uma dieta, e sim um estilo de vida que leva a uma saúde melhor. Você não gostaria de comer o que seus ancestrais comiam no passado? Este guia irá ensinar como você pode mudar sua dieta para a dieta Paleo e melhorar sua saúde.

Detalhes completos sobre a dieta Paleo estão escritos neste guia, então se você não souber nada sobre a Paleo, este guia foi feito para você, e você pode compartilhá-lo com seus amigos e familiares para deixá-los no caminho da saúde também.

É aconselhável que enquanto você lê o guia, que você tente dar à cada parte e cada capítulo igual importância. O guia inteiro não levará mais de 1 hora para ser lido por você.

Espero que você goste da leitura.

Obrigado por baixar!

Capítulo 1 –Por que paleo?

Então, por que ser Paleo? Para começar, aqui está o curso dos eventos Paleolíticos para você. Nós começamos a seguir a rota Paleo cerca de 2,5 milhões de anos atrás, e depois nós mudamos radicalmente nossas dietas cerca de 10.000 anos atrás, quando começamos a produzir grãos e vegetais. Isso é muito pouco tempo para o desenvolvimento para compensar o nosso tempo perdido, o que significa que nossos corpos ainda são capazes de comer da forma que costumávamos comer; carne, vegetais, produtos naturais, e algumas castanhas e sementes.

Quando dizemos que não é muito tempo, pense assim: 10.000 anos de 2,5 milhões é como menos de 2 meses na vida de um homem de 40 anos, ou 4% de sua vida, não é tanto assim.

Isto é basicamente o que aconteceu em grande escala nos últimos 10.000 anos da humanidade. Nós suplementamos matéria vegetal integral e limpa e nutrição de coisas vivas com uma dieta rica em amido, poucos suplementos, e altamente letal e nós ficamos doentes. Nós aumentamos de tamanho, nossos ossos são osteoporóticos, nós temos mais tumores e diabetes, uma taxa perturbadora de doenças coronárias, agravações de vários tipos, problemas na pele e a lista continua. Nós estamos desgastados. Porém, nossos precursores Paleolíticos não estavam e as tribos de caça e coleta que ainda existem também não.

Aqui estão 4 motivos que você pode considerar para ser Paleo:

Lectinas

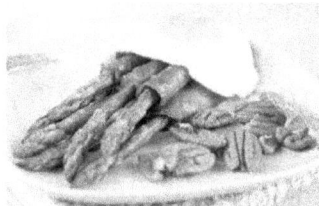

Lectinas são encontradas em grande quantidade em grãos, vegetais (principalmente soja), e ervas-mouras (batatas, pimentas, tomates, tabaco, berinjela). Uma hipótese é que as lectinas são um sistema de proteção característico das plantas, que tornam as plantas muito difíceis para criaturas como nós processarmos. Elas podem contribuir significativamente para distúrbios intestinais, que é quando você praticamente cria buracos em seu intestino que permitem que partículas de alimento entrem em seu sistema circulatório. Basicamente, este é o ponto em que suas fezes entram em partes do seu corpo que não deveriam entrar. Sua composição resistente o ataca e qualquer tipo de agravamento (sensibilidades nutricionais) pode acontecer nesse ponto, incluindo doenças do sistema imune, como doença celíaca e inflamação reumatoide das articulações. Problemas intestinais podem resultar em gases, inchaço e azia, o que frequentemente causa fraqueza, enxaqueca e coisas do tipo.

A pior parte é que nós poderíamos incapacitar uma porcentagem das lectinas, cultivando nossa nutrição, porém isso é obsoleto e apenas velhos não conformistas ainda fazem isso.

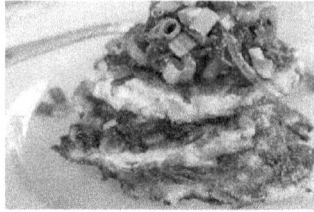

Ácido Fítico

Junto com as lectinas, o ácido fítico é visto como um anti-suplemento. O ácido fítico não é comestível para não ruminantes, considerando que nós não temos a proteína fitase. O ácido fítico é encontrado em grãos, vegetais, milho, soja, castanhas e sementes (mas sim, castanhas e sementes são permitidas com certa limitação na dieta Paleo, considerando que elas não contêm um arsenal de outros suplementos hostis como os grãos e vegetais possuem). O ácido fítico se liga ao magnésio, cálcio, zinco e ferro dos alimentos e leva esses suplementos essenciais para fora de nossos corpos. Nós não queremos que isso ocorra. Cordain e outros acreditam que isso em si é em grande parte responsável pela grande quantidade de insuficiência de ferro na população. Várias pessoas possuem deficiência de magnésio também, o que pode causar de câimbras musculares a PMS. Além disso, por que nós gostaríamos de perder nosso zinco? Considerando tudo, ele é super essencial para nosso sistema imune e para nossas capacidades conceptivas.

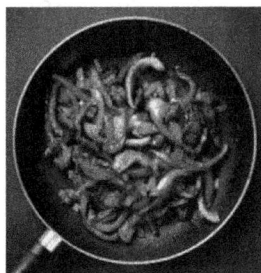

Você não precisa se preocupar com laticínios

Cálcio, por que não falamos sobre ele? Nós comemos nossos laticínios, bebemos nosso leite e tomamos nosso iogurte pelo fato de que precisamos de cálcio para ossos sólidos. Porém, por motivos desconhecidos, a manteiga não era suficiente em alguns lugares, então nós criamos a margarina, isso é tão confuso. Americanos morrem de medo de não conseguirem cálcio o suficiente, e nós

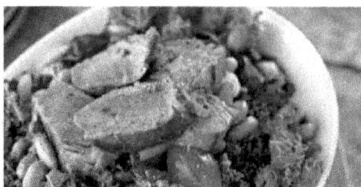

acreditamos que isso seja um truque. Nós acreditamos que essa é outra jogada da indústria de laticínios para nos afazer comprar o excesso de cheddar cultivado pela América. Os ossos não são feitos apenas de cálcio. Nós repetimos, seus ossos não são simplesmente gravetos de cálcio. Você precisa de vários minerais para construí-los, além de proteína e vários outros suplementos que você pode encontrar em alimentos como carne, vegetais e produtos orgânicos. Aqui está a parte mais impressionante, laticínios são altamente ácidos em seu corpo, e quando você tem uma dieta ácida (vários grãos, laticínios, vegetais e poucos alimentos folhosos), o cálcio é drenado de seus tecidos, que chegam a ser corroídos. Sim, laticínios podem contribuir com a osteoporose.

A dieta Paleo é saciadora

Você tem alimentos com pouca gordura em sua cozinha neste momento?Foi o que suspeitamos. Nós ficamos tão perplexos ao comer gordura quanto ficamos por não obter cálcio o suficiente. Há reuniões de Inuits que vivem transcendentalmente com peixes gordurosos, óleo de foca e ovas de peixe que não possuem problemas com doenças coronárias, peso ou crescimento. A gordura traz sabor e nos faz sentir cheios e satisfeitos. Isso nos dá a sensação de que comemos algo generoso (em comparação com o que comemos), então nós não precisaremos comer de novo por algum tempo. Proteínas grandes (carne) possuem um impacto comparativo em nós. Uma grande quantidade de proteína e gordura juntas ajustam os níveis de glicose, para que não sintamos fome durante o dia, a semana toda. Então, quando a maior parte de sua dieta vem desses dois macronutrientes ao invés de de açúcares e grãos refinados, você se sente saciado toda vez que você come.

Quando as pessoas começam a comer de modo Paleo, elas regularmente entram em forma, se sentem com mais energia, e têm menos vontade de comer açúcar. Suas peles ficam mais claras, elas têm mais vitalidade e músculos começam a aparecer onde por muito tempo só havia gordura. Comer dessa forma pode realmente combater a diabete, diminuir suas chances de ficar doente e diminuir os problemas em suas articulações. Isso pode ajudá-lo a manter distância de doenças coronárias. O sistema digestivo das pessoas as agradecem por essa dieta, e várias pessoas até conseguem se livrar de antidepressivos e outros medicamentos.

Capítulo 2 - Benefícios Reais da Dieta Paleo

O problema com sua dieta atual é que você pensa que seu corpo é a máquina mais poderosa da Terra. Bem, ele certamente não é!

A verdade trágica é que várias pessoas têm comido assim por toda sua vida e não fazem ideia de quão terríveis elas realmente se sentem. A Dieta Paleo irá realmente mudar sua vida.

Aqui estão os Benefícios Reais da Dieta Paleo:

Células Sãs

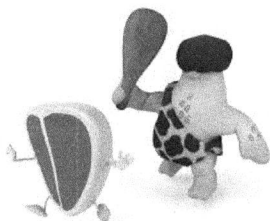

Você pode não compreender, mas cada células de seu corpo é criada usando gorduras saturadas e insaturadas e suas células dependem de uma igualdade sadia das duas, com o objetivo final de enviar mensagens para dentro e para fora.

A dieta Paleo fornece regularmente uma quantidade igual dessas gorduras fornecendo um bom total, enquanto outras dietas limitam uma ou outra.

Cérebro Forte

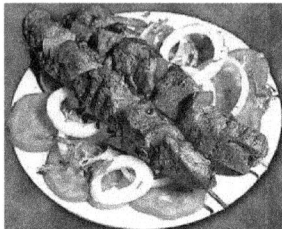

Uma das melhores fontes de proteína e gordura receitadas pela dieta Paleo começa com peixes de água fria; de preferência salmão selvagem.

A gordura do salmão é rica em ácidos graxos ômega 3, que são insuficientes na dieta típica americana. Este é problema porque ácidos graxos ômega 3 contêm DHA, que é conhecido por ser bom para os olhos, coração, e principalmente o bem estar psicológico!

Mais Músculos, Menos Gordura

A dieta Paleo depende muito de animais vivos como fonte de proteína. Esta proteína é extraordinariamente anabólica, e é usada para contruir novas células, como massa muscular.

Quanto mais músculos você tem, melhor será seu sistema de absorção! Isto é porque seus músculos obrigam seu sistema circulatório a agir com o objetivo final de mover mais músculos e para isso, você precisa armazenar mais proteínas! Isso permite que seu corpo envie o essencial às células musculares, ao invés de células de gordura!

Ao aumentar as células musculares e diminuir as células de gordura (através de uma forte dieta Paleo), todo o excesso de nutrientes será transformado em

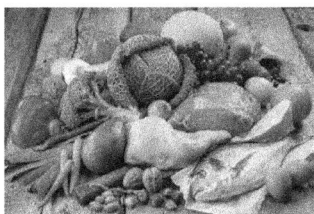

glicogênio em seus músculos, ao invés de triglicerídeos em suas células de gordura.

Círculo da Vida

A dieta Paleo sugere comer carnes e ovos orgânicos. Idealmente bovinos e frangos compartilharão os campos, pois isto aumenta sua vitalidade.

Na natureza, frangos seguem vacas e comem insetos e larvas encontradas próximas a estes animais. Normalmente, os frangos abrem caminho na grama, o que então oferece alimento ao bovino! É incrível!

Esta dieta normal é impressionante para os animais, mas também serve uma grande quantidade de suplementos quando você os come, como resultado de sua dieta forte! Este é o círculo da vida.

Obtenha Todas as Suas Vitaminas e Minerais

A dieta Paleo propõe comer um arco-íris! Vegetais são uma grande parte da dieta e é recomendado obter uma variedade de vegetais, dependendo das estações!

Os diferentes tons de vegetais dependem

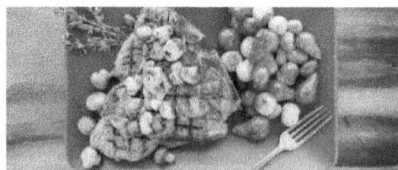

dos suplementos que eles possuem! Ao

comer o arco-íris você obtém todas as suas vitaminas!

Limita a Frutose

A dieta Paleo mostra que o corpo humano digere a frutose de forma única em contraste aos diferentes carboidratos. É por isso que a dieta Paleo recomenda restringir e deliberadamente escolher os produtos orgânicos ideais!

Largue a banana e coma um kiwi!

A menos que você entenda o que está fazendo, limite-se a 2-3 porções de produtos orgânicos todos os dias.

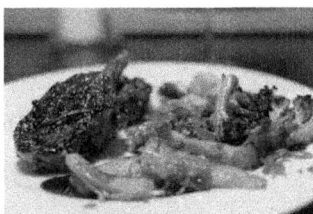

Melhor Digestão e Absorção

A dieta Paleo propõe comer alimentos que você ajustou a capacidade de processar durante muitos anos. Não há dúvidas de que você pode digerir amido ou carnes orgânicas. Seus ancestrais sobreviveram e prosperaram com estes alimentos.

Mas, caso você esteja tendo problemas de absorção, experimente uma dieta Paleo estrita por 30 dias e você certamente se sentirá melhor.

Menos Alergias

Algumas pessoas não são adaptadas para processar sementes (grãos) e laticínios, e é por isso que a dieta Paleo sugere que você evite esses alimentos por um mês (a menos que o leite seja orgânico).

As pessoas geralmente zombam da dieta Paleo porque nós não comemos "grãos integrais" e que isso não poderia estar mais errado. A verdade é que nós não estamos adaptados idealmente para ingerir grãos, então nós costumamos nos afastar deles, mas nem sempre. Caso você seja um atleta, você provavelmente precisa comer um pouco de aveia de vez em quando.

Diminui a Inflamação

Estudossugerem que a irritação pode ser o principal componente por trás de doenças cardiovasculares. A parte mais importante da dieta Paleo é que grande parte dos alimentos evitam a inflamação, então você estará minimizando os perigos.

O grande foco nos ácidos graxos ômega 3 é o motivo da dieta ser contra a inflamação. Animais de pasto possuem uma proporção muito maior de ômega 3 para ômega 6, e os vegetais e ervas da dieta Paleo também ajudarão!

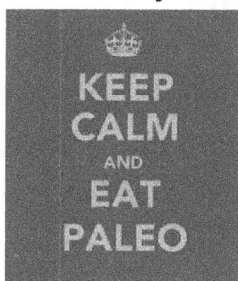

Mais Energia

Alguém sabe por que bebidas cafeinadas ficaram tão famosas na última década? Este é o motivo da dieta de todo mundo ser ruim!

Um café da manhã americano tradicional é composto de um expresso açucarado junto com um biscoito ou bagel com cheddar cremoso. Não só isso, a longo prazo, causará diabetes tipo 2 e resistência à insulina, como também não o deixará saciado!

Com a dieta Paleo, você escolhe

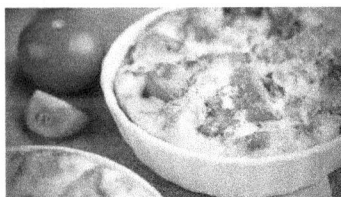

deliberadamente o alimento certo para qualquer situação.

Redução de Peso

A dieta Paleo é uma dieta de poucos carboidratos. Apenas evacuar os alimentos digeridos irá diminuir radicalmente sua absorção de carboidratos e aumentar a redução de peso.

Ao restringir os carboidratos para os horários de exercícios, você manterá uma distância estratégica do aumento indesejado de gordura, que é trazido regularmente por essa abundância de carboidratos.

Maior Sensibilidade à Insulina

Caso você comesse sobremesa com cada refeição todos os dias por seis meses, nós juramos que a longo prazo você começaria a odiar iogurte congelado. Nesse ponto, se uma tigela de iogurte fosse colocada diante de você, você certamente recusaria.

Bem, o mesmo vale para seu corpo. Quando você encoraja os desejos de açúcar de seu corpo (como na dieta americana comum) seu corpo perde a sensibilidade para ele com relação a precisar ou não dele.

Diminui o Risco de Doenças

eat better
feel better

A dieta Paleo não é perfeita, porém, seu princípio geral é manter uma distância estratégica de alimentos que possam prejudicar seu bem estar. A dieta Paleo facilita para manter uma distância estratégica de alimentos ruins, fornecendo um plano direto; apenas coma o que um homem das cavernas conseguiria comer.

Embora isso não seja perfeito, isso irá garantir que você coma alimentos inteiros, e diminua seu risco de doenças mantendo distância dos alimentos não conhecidos por eles.

Encolha as Células de Gordura

A grande maioria não entende que células de gordura aumentam de acordo com sua dieta. Uma pessoa magra não possui menos células de gordura, ela basicamente tem células menores.

Então, para manter suas células de gordura pequenas, você precisa escolher gorduras boas e diminuir sua ingestão de carboidratos; tudo o que a dieta Paleo recomenda!

As gorduras boas ficam bem encolhidas dentro de suas células e estão prontamente acessíveis para dar vitalidade quando você estiver com pouca insulina.

É essencial cooperar aqui; a dieta Paleo normalmente fornece os alimentos que sustentarão os músculos e manterão sua insulina instável, o que manterá suas células de gordura pequenas. A diminuição dos carboidratos garantirá que suas células fiquem prontas para detonar essa gordura!

Veredito

Ao olhar a lista, é fácil de ver por que a dieta Paleo é a melhor dieta para o seu bem estar. Não tem como contestá-la!

Capítulo 3 –Lista de Alimentos da Dieta Paleo

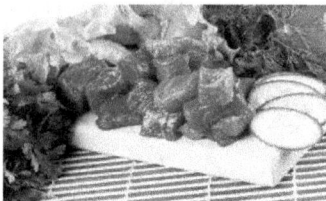

Esta é a lista restrita de alimentos da dieta Paleo. Nela, você descobrirá as carnes, vegetais, produtos naturais, castanhas, sementes e óleos que são permitidos na dieta Paleo. Você pode seguir qualquer fórmula Paleo (ou criar a sua própria) e ter 100% de certeza de que está seguindo a dieta.

Carnes da Dieta Paleo

Esta é uma lista das carnes permitidas na dieta Paleo. Todas as carnes são Paleo por definição. Obviamente, você precisa evitar carnes preparadas e carnes ricas em gordura, mas se ela fez mu, oink ou outro som parecido, ela é provavelmente Paleo (e sim, isso significa que você pode comer bacon). Aqui está a lista completa de carnes da dieta Paleo.

Carnes

- Peru
- Peito de frango
- Filé-mignon
- Lombo suíno
- Filé
- Vitela
- Bacon
- Pernil
- Hambúrguer de carne moída
- Hambúrguer de carne orgânica
- Coxa de frango
- Perna de frango
- Asas de frango (hmm!)
- Cordeiro
- Camarão
- Lagosta
- Mariscos
- Salmão
- Filé de veado
- Touro selvagem
- New York steak
- Filé de búfalo
- Carne seca de búfalo
- Costela de búfalo

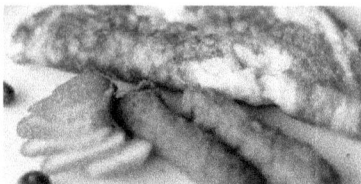

- Lombo de búfalo
- Filé de cordeiro
- Coelho
- Cabra
- Alce
- Meu
- Ganso
- Canguru
- Urso (boa sorte conseguindo isso!)
- Hambúrguer de carne seca
- Ovos (pata, galinha ou ganso)
- Javali
- Rena
- Avestruz
- Frango
- Codorna
- Filé misto
- Cascavel

Peixes da Dieta Paleo

Peixes certamente estão na dieta Paleo e eles são ricos em ômega 3 gerador de bem estar. Se ele nada e tem escamas, certamente ele é Paleo. Experimente!

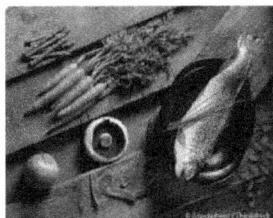

- Perca
- Salmão
- Linguado
- Cavalinha
- Sardinha
- Cioba
- Pacú
- Tubarão
- Peixe-lua
- Peixe-espada
- Tilápia
- Truta
- Walleye

Frutos do Mar da Dieta Paleo

Veja todos os frutos do mar que você pode comer na dieta Paleo.

- Siri
- Lagostim
- Camarão
- Mariscos
- Lagosta
- Vieiras
- Mexilhão

Vegetais da Dieta Paleo

Todos os vegetais são Paleo; mas você deve tomar cuidado aqui.

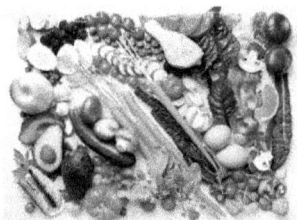

- Aspargo
- Abacate
- Coração de alcachofra
- Couve de Bruxelas
- Cenoura
- Espinafre
- Aipo
- Brócolis
- Abobrinha
- Repolho

- Pimentas (diferentes tipos)
- Couve-flor
- Salsa
- Berinjela
- Cebola verde
- Vegetais mistos

Estes vegetais são mais calóricos, então coma-os com cuidado, principalmente caso você esteja tentando perder peso.

- Abóbora-cheirosa
- Abóbora
- Inhame
- Batata doce
- Beterraba

Óleos/Gorduras da Dieta Paleo

A seguir estão os melhores óleos e gorduras da dieta Paleo que você pode fornecer ao seu corpo caso você precise de mais energia.

- Óleo de coco
- Azeite de oliva
- Óleo de macadâmia
- Óleo de abacate
- Manteiga orgânica

Castanhas da Dieta Paleo

Nós adoramos castanhas e elas são totalmente Paleo.

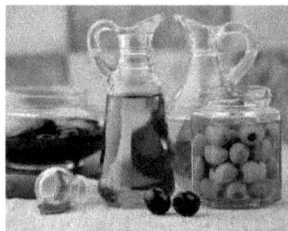

- Amêndoa
- Castanha de caju
- Avelã
- Noz pecã
- Nozes
- Pinhão
- Macadâmia
- Sementes de girassol
- Sementes de abóbora

Frutas da Dieta Paleo

Frutas são saborosas, e também são extraordinárias para você. Frutas (incluindo aquelas da dieta Paleo) contêm muita frutose, enquanto o xarope de milho rico em frutose ainda é cheio de açúcar. Caso você queira ficar mais em forma com a dieta Paleo, você precisa diminuir seu consumo de frutas e concentrar mais nos vegetais permitidos pela dieta Paleo. Porém, não hesite em comer de uma a três porções de frutas por dia. Veja uma lista das frutas da dieta Paleo, para que você não fique passando vontade!

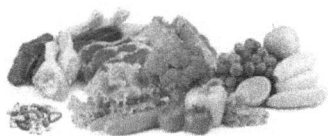

- Maçã
- Amora
- Abacate
- Pêssego
- Mamão
- Manga
- Ameixa
- Mirtilo
- Lichia
- Uva
- Limão
- Morango
- Melancia
- Abacaxi

- Goiaba
- Lima
- Framboesa
- Melão
- Tangerina
- Figo
- Laranja
- Banana

Embora estes alimentos sejam ótimos para fornecer energia para atletas que passam muito tempo se exercitando e que precisam de alimentos mais calóricos para gerenciar seus níveis de energia, caso você esteja tentando emagrecer com a dieta Paleo, você precisará restringir a quantidade de frutas que você come.

Coma produtos naturais ricos em açúcar com cautela. Eles são ótimos para você; porém, não exagere. Lembre-se, seus ancestrais da Idade da Pedra não tinham acesso aos pomares de laranja da Flórida todos os dias, então você provavelmente não comeria uma porção de laranjas em seu jantar na dieta Paleo.

Lista de Alimentos Não Permitidos na Dieta Paleo

Esta é uma lista completa dos alimentos não permitidos na dieta Paleo. É um dia triste quando você precisa dizer adeus a estes alimentos, mas assim que você começar, ficará muito menos difícil e você descobrirá que há substitutos Paleo muito melhores para eles. As primeiras semanas podem ser difíceis; porém, se você manter a dieta por um tempo, tudo valerá a pena. Nós prometemos. Aqui está uma lista dos

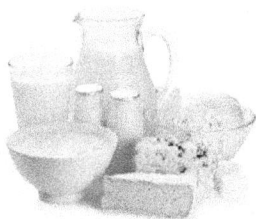

alimentos não permitidos na dieta Paleo.

- Laticínios
- Margarina
- Cheddar
- Laticínios sem gordura
- Leite 2%
- Manteiga
- Leite desnatado

- Dairy
- Margarine
- Cheddar
- Cream cheese
- Leite em pó
- Iogurte
- Pudim
- Iogurte congelado
- Sorvete
- Leite integral
- Leite com pouca gordura
- Refrigerantes

Refrigerantes como Coca-Cola são cheios de açúcar e xarope de milho rico em frutose e certamente NÃO são Paleo.

- Coca-Cola
- Sprite
- Pepsi
- Mountain Dew

E assim por diante.

Sucos Orgânicos

Evite os seguintes sucos.

- Suco de maçã
- Suco de morango
- Suco de laranja

- Suco de carambola
- Suco de uva
- Suco de manga
- Suco de maracujá

Grãos

Você deve evitar tudo que tenha grãos. Sim, tudo. Imagine os grãos como anjos

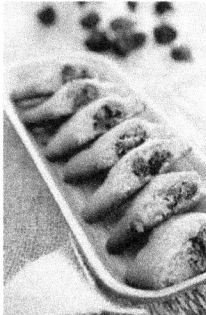

caídos, e você verá que é muito mais simples se manter afastado deles.

- Grãos
- Pão
- Biscoitos
- Torrada
- Sanduíches
- Trigo
- Wafers
- Aveia
- Creme de trigo
- Milho

- Xarope de milho
- Xarope de milho rico em frutose
- Panquecas
- Fermentados (e o mundo chorou)
- Macarrão
- Fettuccini
- Lasanha
- Legumes

Não sabe o que são legumes? Está tudo bem, nós falamos sobre o que são legumes e por que, surpreendentemente, eles não são Paleo. Para a dieta Paleo, legumes não estão no cardápio. Aqui estão aqueles que você deve evitar.

- Todos os feijões
- Feijão preto
- Feijão marrom
- Feijão de fava
- Feijão de bico
- Brotos de feijão
- Feijão Adzuki

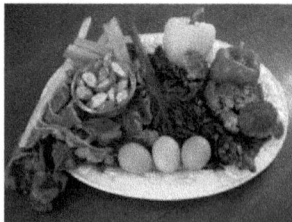

- Feijão naval
- Feijão pinto
- Vagem
- Feijão vermelho
- Feijão branco
- Feijão verde
- Ervilha
- Grão de bico
- Ervilha nevada
- Ervilhas instantâneas
- Amendoim
- Manteiga de amendoim
- Miso
- Lentilha
- Mesquite
- Soja
- Todos os produtos e derivados de soja
- Tofu

Carnes Gordurosas

Casovocêvá comer carne, sinta-se livrepara comer um filé.Fique longe destes alimentos não Paleo.

- Frios

- Outras carnes de baixa qualidade (caso você tiver que comer, coma com cautela)

Comidas Salgadas

Estas comidas muito salgadas não entram nas regras da dieta Paleo.

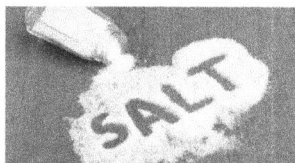

- Batata frita
- Ketchup
- Salgados

Esses salgados preparados e embalados podem durar anos. Isso significa que sem dúvida, eles não são Paleo.

- Pretzels
- Chips
- Biscoitos de trigo
- Salgadinhos
- Assados
- Vegetais calóricos

Embora estes alimentos sejam vegetais, você precisa evitá-los.

- Batata
- Batata doce

- Yucca
- Abóbora-cheirosa
- Abóbora
- Inhame
- Beterraba
- Bebidas Cafeinadas

Elasfazem mal a você e semdúvidas, nãosãoPaleo. Fiquebemlonge.

- Red Bull
- Creature
- Rock star
- Bebidas do Starbucks
- Mountain Dew MDX
- Vault
- XS Energy Drink
- 5-Hour Energy

Álcool

Infelizmente, todo o álcool não é Paleo. Sim, isso inclui, mas não se limita a:

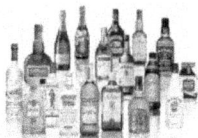

- Cerveja
- Uísque
- Tequila

- Rum
- Vodka
- Batidas

Sobremesas

O açúcargeralmente é fabricado e deveserevitadonadietaPaleo. Isso significa que você deve remover as sobremesas deliciosas, porém prejudiciais que fazem parte da dieta padrão americana. A diretriz geral aqui é: se contém muito açúcar, provavelmente não é Paleo. Aqui está uma lista de sobremesas que não fazem parte da dieta Paleo. Você pode precisar fazer uma pausa para se despedir

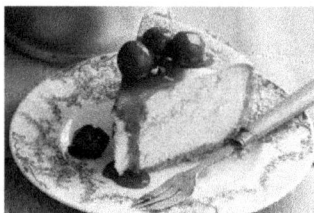

delas antes de começar sua aventura Paleo.

- Confections
- Giggles
- Giggles Manteiga de Amendoim
- 100 Grand
- Butterfinger

- Smooth Way
- Reese's (NÃOOO!)
- Payday
- M&Ms
- Skittles
- Red Vines
- Hershey's
- Settle Crunch
- Almond Joy
- Hills
- Reese's Fast Break
- Twix
- Twix Manteiga de Amendoim

Capítulo 4 –Nutrição da Dieta Paleo
Carboidratos

Seu consumo diário de carboidratos deve ficar entre 5%-35% de sua dieta total.

Proteínas

Seu consumo diário de proteínas deve ficar entre 10%-30% de sua dieta total.

Gorduras

Seu consume diário de gorduras deve ficar entre 50% a 80%.

13 Diretrizes da Dieta Paleo

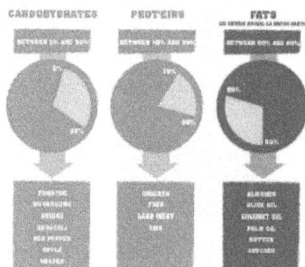

1. Uma dieta Paleo deve ser rica em gordura, moderada em proteína animal e baixa em amido. Cortar calorias não fornece energia, e nem é um controle segmentado.

2. Coma quantidades livres de gorduras boas, como óleo de coco e margarina ou manteiga orgânica. Hambúrguer,

gordura vegetal e gordura de pato também são ótimos, desde que venham de animais bem tratados. Hambúrguer de cordeiro é uma decisão melhor que gordura de cordeiro ou pato. Azeite, óleo de abacate e de macadâmia também são ótimas gorduras para usar em saladas e para cobrir a comida, mas não para cozinhar.

3. Coma grandes quantidades de proteína animal. Tente não ter medo de comer os cortes gordurosos e todas as refeições com proteínas devem ter gordura também. Descubra como cozinhar com ossos, como em caldos e sopas.

4. Coma quantidades livres de vegetais frescos ou congelados, cozidos ou crus, e banhados com gordura. Vegetais calóricos, como batata doce e inhame também são ótimas fontes de açúcares não prejudiciais.

5. Coma pouca ou nenhuma fruta. Tente comer principalmente frutas com pouco açúcar e ricas em nutrientes,

como bagas. Considere cortar os alimentos folhosos se você tiver algum problema no sistema imune, problemas digestivos ou se estiver tentando emagrecer.

6. De preferência, escolha carnes orgânicas da região, de fazendas ecologicamente corretas. Se isto não for possível, escolha cortes magros e suplemente sua gordura com óleo de coco, margarina ou manteiga orgânica. Além disso, escolha ocasionalmente vegetais terrosos.

7. Remova todos os grãos e legumes de sua rotina de alimentação. Isso inclui, mas não se limita a trigo, centeio, grãos, aveia, milho, cacau, arroz, soja, amendoim, feijão vermelho, feijão pinto, feijão preto e ervilhas.

8. Remova todos os óleos vegetais hidrogenados e parcialmente hidrogenados, incluindo mas não limitado a margarina, óleo de soja, óleo de milho, óleo de castanha, óleo de canola, óleo de cártamo e óleo de girassol. Azeite de oliva e óleo de

abacate são permitidos, mas não cozinhe com eles, use-os como molho para salada e jogue sobre a comida.

9. Livre-se de todo açúcar, refrigerantes, todos os doces e sucos embalados (contando sucos naturais). Como diretriz geral, se vem em um pacote, não coma. No supermercado, visite

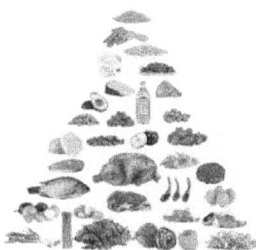

principalmente a área de carnes, peixes e vegetais.

10. Remova os laticínios, sem contar a manteiga orgânica e possíveis cremes orgânicos. Você não precisa se preocupar com laticínios, mas, se você não conseguir viver sem eles, leia este artigo e considere laticínios com gordura total e/ou maturados.

11. Coma quando estiver com fome e não se segure se quiser fazer um banquete ou até dois. Você não precisa fazer três

refeições por dia, faça o que parecer certo.

12. Não se exercite demais, mantenha seus exercícios curtos e sérios, e faça apenas algumas vezes por semana. Separe um tempo extra caso se sinta cansado. Considere sessões curtas e intensas ao invés de longas sessões aeróbicas.

13. Brinque no sol, divirta-se, corra, sorria, descanse, viaje e aprenda a apreciar a vida como uma experiência desafiadora.

Capítulo 5 - Plano de Refeição da Dieta Paleo

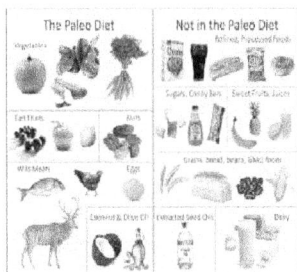

Um problema típico que as pessoas enfrentam quando tentam se manter na dieta Paleo é a consistência. Por exemplo, elas podem tem um bom café da manhã e almoço Paleo, mas elas ficam exaustas no final do dia e acabam comendo algo que sabem que não é Paleo, e preferem não se esforçar para se manter na linha. Uma boa abordagem para enfrentar este problema é preparar um plano de refeição Paleo que mostra tudo com antecedência. A seguir está um plano de 7 dias da dieta Paleo que você pode usar e modificar.

Amostra de Plano de Refeição de 7 Dias da Dieta Paleo

Dia 1:

- Café da manhã – Omelete Paleo

- Almoço – Grande prato de verduras com sua proteína preferida (frango, filé, etc.)
- Lanche – Maçã cortada com pasta de amêndoas
- Jantar – Carne cozida desfiada

Dia 2:

- Café da manhã – Pão de banana Paleo
- Almoço – Vegetais refogados (preparados com antecedência e aquecidos)
- Lanche – Lata de peixe
- Almoço – Torta de tacos

Dia 3:

- Café da manhã – Panquecas de banana
- Almoço – Sopa (aquecida ou em uma garrafa térmica)
- Lanche – Mistura Paleo
- Jantar – Pimentões recheados

Dia 4:

- Café da manhã – Biscoitos Paleo
- Almoço – Wrap BLT com alface ao invés de pão

- Lanche – Ovos cozidos
- Jantar – Fajitas

Dia 5:

- Café da manhã – Filé e ovos
- Almoço – Carnes frias e vegetais (como o que o saciar)
- Lanche – Abacate
- Jantar – Frango empanado Paleo

Dia 6:

- Café da manhã – Ovos e purê de batata doce
- Almoço – Sanduíche com pimentão ao invés de pão
- Lanche – Amêndoas
- Jantar – Bolo de carne com tomate seco e bacon

Dia 7:

- Café da manhã – Ovos mexidos com vegetais e carne
- Almoço – Sobras do jantar
- Jantar – VegetaisRefogados e Carne

Este plano de 7 dias é uma boa base para você trabalhar e contém nossas refeições preferidas.

Conclusão

Espero que este guia tenha sido benéfico para você de alguma forma e que você aplique tudo o que aprendeu e comece um novo estilo de vida. Vocêleutodososcapítulos?Não se esqueça de deixar uma análise e me dizer o que você achou.

Obrigado novamente por comprar este guia e aproveite!

Parte 2

Introdução

Quero agradecer e dar-lhe os parabéns por fazer download deste livro!

Todas as melhores técnicas e truques sobre como começar a sua dieta Paleo com receitas estão neste livro! Só as melhores técnicas se encontram neste livro.

Capítulo 1
O que é a dieta Paleo?

Tal como parece, a dieta Paleo é uma dieta baseada nos tipos de fruta presumivelmente consumidos pelos antepassados, consistindo principalmente em carne, peixe, vegetais e frutas. Excluindo os produtos à base de cereais e comida processada que podemos encontrar nos nossos dias.

Toda a gente gosta de comer livremente, quando digo livremente, é comer sem contar calorias. Repare, eu detesto contar calorias! A Dieta Paleo é uma forma muito boa de fazer dieta que não precisa de tanto stress como contar calorias.

A Dieta Paleo é, simplesmente, uma forma de comer como era costume no passado... antes das comidas começarem a ser processadas com conservantes, antes da comida em lata começar a existir. De facto, a dieta paleo pode, para mim, considerar-se o começo da dieta do "homem das cavernas".

Não é novidade que cerca de 70 por cento da dieta americana consiste em açúcares, grãos, laticínios e vegetais processados (que estão normalmente escondidos em produtos como o gelado, pizza, donuts, entre outros). As comidas processadas são abomináveis quando comparadas à dieta Paleo.

Capítulo 2
Sem açúcar, sem grãos, sem comida processada, é o objetivo

Sabemos que muitos grãos contêm glúten e lectinas. Algumas condições médicas podem ser obtidas através do seu consumo.

Permita-me fornecer-lhe uma lista do que deve fazer e o que não deve.

Não Comer	Comer
Grãos de cereais	Erva produzida
Legumes (incluindo amendoins)	Fruta fresca
Açúcar refinado	Vegetais
Batatas	Ovos
Óleos vegetais refinados	Nozes e sementes
Comidas Processadas	Óleos saudáveis
Sal	Peixe/Comida do mar

Antes de irmos às receitas, gostaria de lhe apresentar o pequeno almoço, lanche, almoço e jantar de alguém a praticar a dieta típica Paleo.

Pequeno almoço	- Omega-3 de ovos de alcance livre mexidos em azeite com salsa picada - Fruta cortada, ou qualquer outra fruta fresca da época - Chá de ervas
Lanche	- Carne magra fatiada - Damasco fresco ou fruta da época - Fatias de maçã - Nozes cruas
Lunch	- Salada *Caesar* com frango (azeite e molho de limão) - Chá de ervas
Dinner	- Fatias de tomate e abacate - Peito de peru sem pele grelhado - Brócolos, cenoura e alcachofra

	cozidos a vapor - Taça de mirtilos frescos, passas e amêndoas - Um copo de vinho branco ou água mineral. (Obviamente, o vinho nunca teria estado disponível para os homens das cavernas, mas o bom da dieta Paleo é que você pode consumir três refeições fora da dieta por semana.

Capítulo 3
Receitas para a dieta Paleo

Apresento-lhe algumas receitas para a Dieta Paleo,para si como principiante,e formas de como as preparar, que tenho a certeza de que irá gostar.

1. A primeira é a **Paleo Chili**: O tempo total para preparar é de apenas 25minutos.

   Ingredientes

   2 libras de carne moída alimentada com capim

   ½ cebola picada 3 dentes de alho finamente picada

   1 (32 unidades) lata da MuirGlen de tomates orgânicos assadosesmagados

   1 (32 unidades) lata daMuirGlende tomates picados assados

   3 pacotes de tempero da Velho El Paso

   4 jalapenhos frescos, suavemente picados

   ½ xícara de coentro fresco, picado

   3 cebolinhas, em cubos

   2 abacates maduros

½ xícara de leite de coco

Sal e pimenta

Procedimento

1. Coloque tudo numa panela grande, carne moída com cebola picada e alho picado. Coloque os tomates assados e o tempero do taco nela. Cubra e cozinhe numa temperatura média até aquecer. Sal ou pimenta a gosto

2. Dentro de uma tigela média, misture jalapenho, coentro e cebolinha. Coloque de lado.

3. Use o seu liquidificador ou, de preferência, o seu processador de alimentos. Faça o puré dos abacates e leite de coco.

4. Sirva suavemente coberto com creme de abacate e salsajalapenho. Bom proveito!

Chapter 4
Pelo amor ao Pão

É fácil de fatiar, absolutamente delicioso. É o pão Paleo "pão branco" feito com manteiga de castanha de caju e farinha de coco –nem um bocadinho de farinha envolvida!

Apesar de recuarmos à idade da caverna, podemos também adicionar alguns improvisos da modernidade. Os antepassados não tinham pão, mas assim que começou a civilização e o desenvolvimento da agricultura, algumas pessoas começaram também a fazer.

Ingredientes

1 xícara de manteiga de caju

4 ovos

2 colheres de sopa de mel cru

¼ xícara de farinha de coco

11/2 colher de chá de vinagre de maçã

¼ xícara de leite de coco ou amêndoa

Pitada de sal

Procedimento

1. Pré-aqueça o fornoa 350º F.
2. Combine todos os ingredientes, batendo até conseguir uma mistura

leve. Continue a despejar numa forma de pão de 8,5 × 4,5 polegadas bem besuntada ou forrada com pergaminho.

3. Cozinhe normalmente durante 30-37 minutos, ou até o pão ficar dourado em tom castanho e um palito sair limpo.

4. Arrefeça-o completamente antes de fatiar.

Outras refeições que pode preparar são:

Crepes Paleo

Hambúrguer de frango Taco Paleo

Ensopado de bife Paleo

Couve-flor embrulhada em bacon Paleo

Frango embrulhado em bacon sem glútenPaleo

"Arroz" embrulhado em couve-flor sem glúten Paleo

Muffins de abobrinha de chocolate sem glúten Paleo

Capítulo 5
Benefícios da dieta Paleo

1. Você irá fazer uma dieta limpa sem aditivos, preservantes ou químicos
2. Mais carne vermelha dá-lhe ferro
3. Você começa a experienciar uma saciedade maior
4. A dieta Paleo tem benefícios anti-inflamatórios que são obtidos da fruta, vegetais, óleos, nozes e sementes.
5. Perda de peso sustentada
6. Sistema imunológico reforçado. Sem dúvida, um dos incríveis benefícios de comer muito mais vegetais e fruta é que fortalece o sistema imunológico
7. Viver uma boa vida e livre de doenças aumenta o número dos anos de vida.Você viveria durante muito tempo!

Receitas extra

Salada de Frutas Quinoa com Vinagrete de Mel e Limão

Constituição: 4 porções| Tamanho da porção: 3/4 de tigela |Calorias: 241| Gordura total: 10 g | Gordura saturada: 1 g | Gordura trans: 0 g | Colesterol: 0 mg | Sódio: 4 mg | Carbohidratos: 34g | Fibra dietética: 5 g | Açúcares: 7 g | Proteína: 6 g | Pontos smart: 8

Ingredientes:

1 xícara de quinoa seca, pré-enxaguada

2 xícaras de água

1/2 xícara de mirtilos frescos

1/2 xícara de morangos frescos

1/2 xícara de tangerina

1/2 xícara de pedaços de manga

2 colheres de sopa de azeite

Suco de 1 limão

1 colher de chá de mel

1 colher de sopa de folhas de menta frescas picadas

Procedimento:
Coloque água potável e quinoa a ferver a uma temperatura baixa, cubra e cozinhe durante aproximadamente 15 minutos ou até que a quinoa tenha absorvido quase toda a água potável. Apague a chamae deixe os grãos antigos cobertos por mais 5 minutos. Deixe esfriar e refrigerar até esfriar. Combine a quinoa refrigerada com a fruta numa panela grande. Mexa para misturar. Coloque o azeite, o suco de cálcio (ou se você tiver suco de limão) e o mel numa jarra com a tampa e agite. Misture com a salada e polvilhe sobre as folhas de hortelã fresca.

Verdes de primavera com morangos e nozes cristalizadas
Constituição: 4 porções | Tamanho da porção: 1/4 de salada | Calorias: 211 | Gordura Total: 13 g | Gordura Saturada: 4 g | Gordura Trans: 0 g | Colesterol: 17 mg | Sódio: 111 mg | Carbohidratos: 20 g | Fibra dietética: 4 g | Açúcares: 11 g | Proteína: 7 g | Pontos Smart: 8

Ingredientes:
4 xícaras de mistura primavera de folhas verdes
2 xícaras de alface coração Romana, rasgadas em pedaços do tamanho de uma mordidela
1 (11 onças) lata de tangerinas, escorridas
1 xícara de morangos frescos cortados
1 cebola vermelha pequena, cortada em anéis finos
1/2 xícara de queijo fetaesmigalhado
1/2 xícara de nozes cristalizadas para enfeitar, receita para noz-pecã cristalizada

Procedimento:
Combine todos os ingredientes supracitados numa mistura de salada à medida, acrescente meio copo de vinagre balsâmico branco ou qualquer outro acompanhamento de salada.

Salada Taco Magra em jarra

*inclui a seguinte constituição: 6 porções| Tamanho da porção: 1-1/4 cup (cabe bem numa jarra do tamanho de uma cerveja) |

Calorias: 196 | Gordura Total: 12 g | Gordura Saturada: 5 g | Gordura Trans: 0 g | Colesterol: 48 mg | Sódio: 469 mg | Carbohidratos: 9 g | Fibra dietária: 2 g | Açúcares: 3 g | Proteína: 15 g | Pontos Smart: 6 |

Ingredientes:
Salada:
1/2 libra terra peru
1 colher de chá de pimenta em pó
1/2 colher de chá de cominho
1/4 colher de chá de alho em pó
1/4 colher de chá de sal do mar
1/2 xícara de tortilhas de grãos integrais, quebrado
1/2 xícara de queijo cheddar desfiado
3 copos de alface picada
1 xícara de tomate-cereja
1/2 xícara de salsa, sem adição de açúcar
Molho Cremoso de Salsa: (opcional)
2 colheres de sopa de iogurte grego
2 colheres de sopa de puré de abacate maduro
Sumo de 1 limão
1/4 xícara de salsa

Procedimento:
Aqueça a frigideira a uma temperatura média e adicione o perú. Cozinhe até que as aves deixem de estar rosadas e cozidas. Adicione especiarias, mexa para incorporar e transfira para uma tigela e deixe esfriar.
Para fazer a salada, divida as microplaquetas de torta pequenas entre seis recipientes. Cada camada cada com cinquenta por cento de salsa, mistura de peru, tomate, alface e queijo parmesão.
Faça o adornamento opcional misturando iogurtes naturais, abacate, suco de limão e salsa num misturador. Misture até ficar cremosa e suave. Cubra as verduras com o molho, feche os frascos e guarde na geladeira até que esteja preparado para comer. Coma dentro de 1-2 dias para obter melhores resultados.

Salada de Atum Mediterrânica

Constituição: 4 porções | Tamanho da porção: 1/2 tigela | Calorias: 214 | Gordura Total: 16 g | Gordura Saturada: 2

g | Gordura Trans: 0 g | Colesterol: 13 mg | Sódio: 251 mg | Carbohidratos: 7 g | Fibra dietária: 3 g | Açúcar: 1 g | Proteína: 13 g | Pontos Smart: 6 |

Ingredients:
1 (6-onças) lata ou jarra de atum (em água de nascente)
1/2 xícara de corações de alcachofra, picados
1/2 xícara de azeitonas kalamata sem caroço, picadas
1 pimentão vermelho assado picado
1/4 xícara de salsa picada fresca
2 colheres de sopa de folhas de manjericão picadas
3 colheres de sopa de azeite
Sumo de 1 limão
Sal e pimenta fresca moída
Procedimento: Combine todos os elementos numa tigela e tempere com sal e pimenta. Esfrie até estar pronto para servir. Sirva em folhas de alface, em biscoitos integrais.

Conclusão

Obrigado, mais uma vez, por ter feito *download* deste livro! Espero que tenha aprendido   bastante!

Obrigado e boa sorte.

Por último, se gostou deste livro, gostaria de lhe pedir um favor ,se pudesse deixar um comentário acerca do livro, ficar-lhe-ia muito agradecido!

Obrigado e boa sorte.

www.ingramcontent.com/pod-product-compliance
Lightning Source LLC
Chambersburg PA
CBHW071247020426
42333CB00015B/1665